ヴィーラント・キンツ 著
知っておきたい ヨーロッパ流 子どもの足と靴の知識

まえがき

　子ども達の生活に欠かせない靴を，子どもが喜ぶデザインだけで選んでいませんか？かかとを踏んだり，引きずったり，気になる歩き方をしている子はいませんか？

　靴は，身近な生活用具として使われていますが，いったん不適合や不具合があると，健康や安全に大きな影響を及ぼすことが知られています。しかし日本では，保育の場や教育の場で靴に関する教育制度が整備されておらず，子どもの足と靴に関する学術書はもちろんのこと，書籍すら少ないのが現状です。この本は，オーストリアのスポーツ科学者であるキンツ氏が，長年の研究結果にもとづき，子どもの足と靴に関する知見を保護者向けにまとめた興味深い内容の学術書です。ヨーロッパ流の子どもの足と靴の知識を日本語で伝える本の出版は，初めての試みです。この本を，小さなお子さんをもつ保護者の方はもちろん，教育者・指導者の方々，そして靴に携わる多くの方々にお読みいただき，日本の子ども達の足の健康や安全のために役立てて頂ければと思います。

2015年5月
　　監訳者　吉村眞由美

知っておきたい
ヨーロッパ流
子どもの足と靴の知識

ヴィーラント・キンツ 著
吉村眞由美 監訳

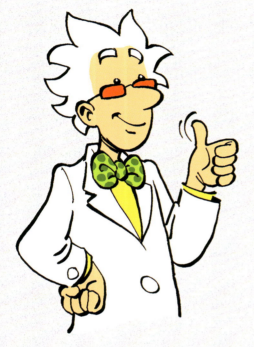

彼はDr.シューベルト。
子どもの足と子ども靴の専門家です。
子どもの足が健康に育つことを願って，
熱心に研究や調査を行っています。

Japanese translation rights arranged with Research team children's feet-children's shoes through Japan UNI Agency.Inc.
Copyright©2005 by Wieland Kinz

知っておきたいヨーロッパ流 子どもの足と靴の知識

ヴィーラント・キンツ
監訳：吉村眞由美

2015年5月25日 第1版第1刷発行

発行者：長渡 晃
発行所：有限会社 ななみ書房
252 - 0317 神奈川県相模原市南区御園1-18-57
TEL：042-740-0773
印刷・製本：協友印刷株式会社
デザイン：内海 亨
翻訳協力：栗林恭子

©2015　M. Yoshimura
ISBN978-4-903355-44-3
Printed in Japan
定価は表紙に記載してあります
乱丁本・落丁本はお取替えいたします

もくじ

1 足，靴，そして健康
  ちょっとした歴史散策 …………………………………… 9

2 子どもの足 …………………………………………… 15

3 子ども靴の中の子どもの足 ………………………… 25

4 子ども靴のチェック ………………………………… 31
  4-1 子ども靴 ………………………………………… 33
    ──可動性 ………………………………………… 33
    ──素材 …………………………………………… 34
    ──含有物 ………………………………………… 37
    ──中敷き ………………………………………… 38
  4-2 子どもの足型（パスフォルム）………………… 39
    ──長さ …………………………………………… 39
      おやゆびでチェック ………………………… 40
      型紙 …………………………………………… 41
      中敷き ………………………………………… 42
      プラス 12 …………………………………… 42
    ──幅 ……………………………………………… 45
    ──足趾ゾーン（トゥボックス）の高さ ……… 45

5 考えましょう ………………………………………… 49

6 付録：子ども靴のチェック一覧 …………………… 51

註1：ここでの靴サイズはユーロ表記（EUサイズ）
　　23＝約16.0センチ　24＝約16.5センチ　25＝約17.0センチ
　　26＝約17.5センチ　27＝約18.0センチ

註2：長い靴＝足長が長い靴，短い靴＝足長が短い靴，狭い靴＝足幅が狭い靴，
　　広い靴＝足幅が広い靴，の意。

探究を行うことで，何かが見えてくる…

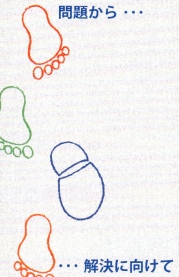

問題から…

　ここ50年，数多くの研究が行われてきました。その中でもオーストリアでの調査プロジェクト「子どもの足と子ども靴」（詳細は52ページ参照）では，驚くべき結果が報告されました。

- 子どもの69％が短すぎる外履きを履き，88％が短すぎる室内履きを履いていました。最大値：5サイズ（約3.3センチ）も小さすぎるケースもありました。
- 正しい長さの子ども靴はたった3％でした。サイズ27の子どもの場合，「内側サイズ」が26，25，24，ときには23の靴を履いていた例もありました。
- 短すぎる靴を履いていた子どもの大部分に，はっきりとした足の変形がみられました。

…解決に向けて

　子どもの足にとっての理想は，成長のための十分なスペースと足の動きを妨げない構造であることです。目に見えないのですが，靴が足に合っていることは重要な条件です。

　次のページでは，これまで見過ごされていた足の健康についての問題を紹介します。さらに，多くの保護者との話や，多くの子どもの足の測定，我々の研究結果をもとに，よくある質問と最良のアドバイスを集めました＊。この本は，子どもの足が健康に成長する上で重要な，足にきちんと合った子ども靴選びのために，大いに役立ってくれることでしょう。

　この本を大いに活用してください。

　　　　　　　　　　　　　　　　　　Dr. ヴィーラント・キンツ

＊もし，「子どもの足とこども靴」に関して，我々が気付いていないことがあれば，我々の研究チームあてに質問していただける無料サービスも提供しています。（frage@kinderfuesse.com）

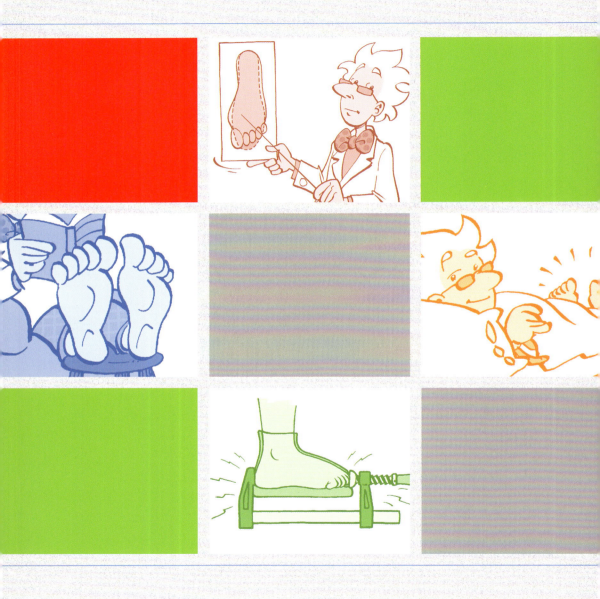

1

足，靴，そして健康
ちょっとした歴史散策

誰が一体こんなことを考えたのだろう…
- 靴と足が合うなんてことはめったにないこと。すでに200年以上も前，あるオランダ人は気づいていた？
- 18世紀のフランスの少女たちは、婦人靴の辛さに耐えられるよう，幼いころから「トレーニングプログラム」を勧められた？
- 19世紀のアルゴイ出身の自然治癒療法で著名な司祭が，パンプスシューズを「足の成長を止める機械」と呼んでいた？
- 20世紀半ばから，子ども靴の足型（パスフォルム）調査が再三行われているが，そのつど，少なくとも50%の子どもがあまりにも短すぎる靴を履いていた？

探究することは とても楽しいこと

　オランダ人の解剖学者のペーター・カンペールは，1782年，「最良の靴に関する論文」を発表しました。彼の教え子の何人かは，この論文に目新しさがないと不満を述べました。しかし，カンペールは彼らの考えは浅く，これからの人々は，自分の目で靴を見極めながら生活をしていく必要があることを示しました。靴は日常生活で「重要視されずに」使われるものですが，実は興味深いことが多く隠されているものなのです。

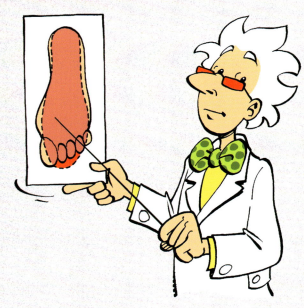

足と靴の輪郭（赤）：足にとって，靴の中のスペースがあまりにも不十分なことがわかります。

　さらに，好奇心と鋭い観察力を加えることで，この度，基本的な事柄を伝える学術書が誕生しました。

● 足は歩行すると長くなるため，合う靴は足より長くあるべきであることを，コンピュータは発見しました。
　当時（カンペールの時代）の靴屋には，このことが知られていませんでした。なぜなら，当時の靴屋は「立ったままの足」を計測し，その長さで靴を仕上げていたのです。

● コンピュータで歩いている足の輪郭，靴のソールの輪郭をそれぞれ描き，そのふたつを重ね合わせました。すると，靴の中のスペースが，十分ではないことは一目瞭然でした。

同じ18世紀のフランスでは，王侯のための足外科医のニコラス・ローレン・フォレスト（ラフォレスト）が，足のトラブルがなぜ起きるのかを考えていました。高いヒールや，きつい靴や靴下による足への害は，彼にとって分かりきったことでした。そのため，彼は，ヒールが低くて，長さと幅が十分な靴を勧めていました。しかし，勧めていたのは男性に対してだけで，女性には勧めていませんでした。なぜなら，ラフォレストにとっては，足の健康よりも女性の美しさへの価値と社会的要望の方が重要だと考えたからです。そのため彼は，若い娘たちに，3～4歳から始めるトレーニングを考案し，勧めました。そのトレーニングを行うことで，ハイヒールの辛さを少しでも軽減させようとしました。

　このようなトレーニングさえ行う世の中でしたから，アルゴイの自然治癒司祭セバスチャン・クナイプ（1821～1897）は，とても胸を痛めていました。彼は，パンプスシューズのことを「足の成長を止める機械」と呼んでいました。そして，裸足で歩くことが，数ある療法の中でもっともよいことだと位置づけていました。

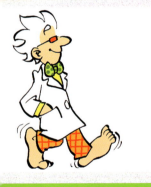

　20世紀半ば，子どもたちの靴に研究の目が向けられました。
　ドイツでのある足型に関する調査（1954年）によると，62％の子どもが短すぎる靴を履いていました。
　それから少し経って，スイスで行われた，ある調査が注目を集めました。ここでも，半数以上の子どもが短すぎる靴を履いていました。その後の調査でも，数年間はひどい結果の繰り返しでした。いつ，どこで測定された結果においても，常に約半数の子どもたちが短すぎる靴を履いていたのです。

短すぎる靴による害とは

2003年，オーストリアのある研究チーム（52ページ参照）によって，初めての室内履きの足型調査が行われました。すると，幼稚園児の88％が短すぎる靴を履いていました。（最大で，5サイズも小さかった例も！）。

短すぎるサイズの子ども靴は，子どもの足にどのような害を及ぼすのでしょうか。一緒に考えてみましょう。

子どもの足はどんどん成長します。子どもの足の成長に対する影響として最も有名なのが，中国の纏足（てんそく）です。この慣習は，10世紀ごろ中国で始まり，20世紀半ばまで行われていました。2歳になると，幼女たちの足趾（そくし）から甲にかけた部分は強い力で足底へ折り曲げられ，その形が崩れないように，何年もの間，硬い布を巻きつけて固定されました。小さく華奢な足のかたちが美しい理想の足だとする価値観によって，足は人為的に変形させられました。この残虐な行為が多く行われていたことは，纏足のレントゲン写真や，纏足に合わせて作られた小さな手刺繍の美しい靴が数多く残されていることからも，証明されています。（纏足の足はわずか10センチほどしかありませんでした！）

もちろん，短すぎる子ども靴が子どもの足に与える圧迫は，纏足の包帯よりも，はるかに弱いでしょう。短すぎる子ども靴が害を引き起こすことは，これまでは推測にすぎませんでした。しかし，オーストリアでの研究結果が明らかにされてからは，それは断定できるものとなりました。3～6歳児の4分の3が，すでに足趾の変形を抱えており，短すぎる靴が原因であることが明らかになったのです。

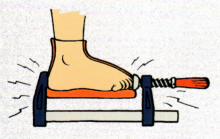
短すぎる靴は子どもの足に害を及ぼします。

が求められています

　今まで見過ごされていたテーマが，足の健康のためのヒントとして注目されるようになってきました。短すぎる靴を履く子どもを減らすためには，具体的な事例や問題の発見方法を多くの人に知らせることが有効です。

　また，研究者の側にも，すべきことがたくさんあります。たとえば靴の中での足の状態の解明，短すぎる・長すぎる靴による影響，足以外の部位への影響（たとえば，膝，腰，脊柱など）など，これから解明されるべきです。

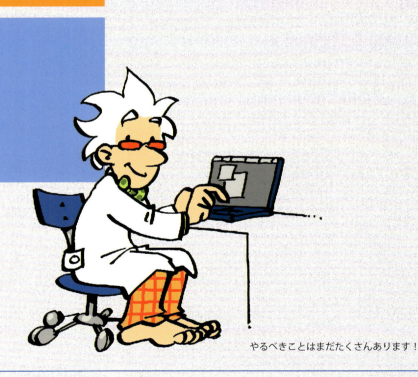

やるべきことはまだたくさんあります！

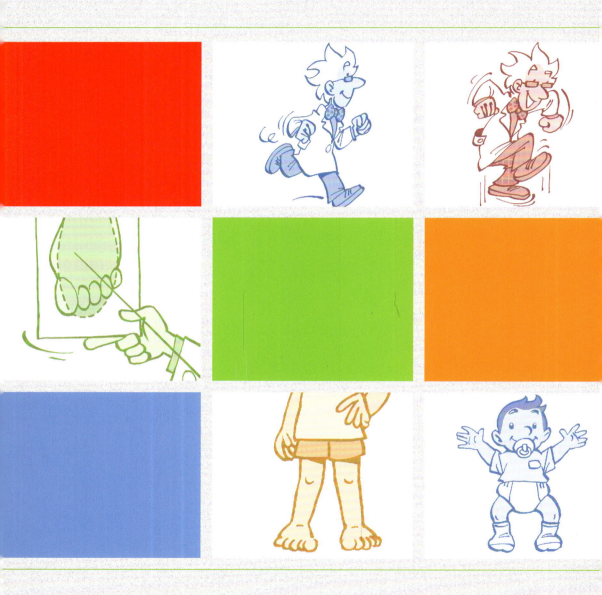

2 子どもの足

足はそもそも厄介なやつ…
- 右足と左足はたいてい長さが異なります。
- 足は朝よりも夕方に長くなっています。立っている時，座っている時，歩いている時には，足が長くなり，走る時は最も長くなるため，十分な余裕が必要です。

そして，子どもの足はそうでなくとも
- 子どもの足は成長の過程で変わった形に見える時期があります。
- 子どもの足は驚くほど速く成長します。
- 子どもの足はとても柔軟で，神経系がまだ十分に発達していないために，きゅうくつな靴の中でも，「快適に」過ごしてしまうと考えられます。

目立たないけど強いのです

私たち人間の足はそもそもたくましい

　まず，足は，我慢強く立つこと，歩くことを学び，足裏だけで全身を支えられるようになり，ジャンプができるようになります。ジャンプする時には，体重の10倍以上の衝撃を足で吸収します。

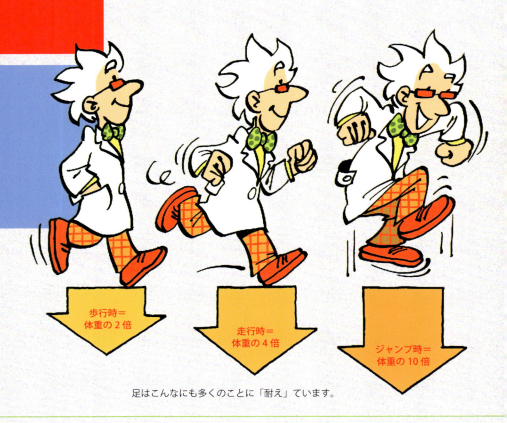

歩行時＝体重の2倍

走行時＝体重の4倍

ジャンプ時＝体重の10倍

足はこんなにも多くのことに「耐え」ています。

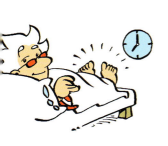
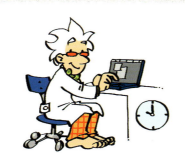
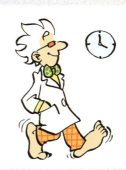

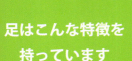

足はこんな特徴を持っています

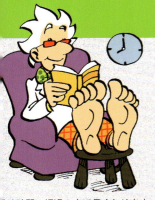

足は時間の経過の中で長くなります。

- 左右の足の長さは違うことが大多数：その多くは6ミリ以内です（これは，ほぼ1サイズ分にあたります！）。

- 足は，朝よりも夕方の方が大きい：足は夕方になると，約5％ボリュームがアップします。具体的には，約3ミリ長くなり，約1センチ幅が広くなっています（つまり，午後に靴を選ぶ方がよい！）。

- 立っている時は，寝ている時や座っている時よりも足が長い：体重にもよりますが，その差は3〜6ミリです（なので，足は立って測定しましょう！）。

- 足は，歩くことで自在に形を変える：歩くことで多くの負荷がかかり，足は長くなります。なかでも足趾は，歩くたびに前方へ押しつぶされます（この足の動きや変形に合わせて，靴は足よりも最低12ミリ以上長い必要があります！）。

子どもの足はとりわけ特殊です

子どもの足は単なる大人の足のミニチュアではありません

子どもの足は，大人の足とは違います。子どもの足は，はじめは内側に傾いていることが多く，脚軸はO脚を経てX脚になり，やがてまっすぐになります。その後，最も重要な構造（骨，靭帯，筋肉）が成長を終え，足が最終段階の形に整うまでに，およそ16年かかります。

子どもの足と脚はときどき，ちょっと変わった形にみえる時期があります。

10か月　3歳　5歳

専門家からのアドバイス

すべてまったく普通のことです

元気いっぱいのお子さんの足と脚の形をみて（ところどころ，おかしいと思われる部分があったとしても），不安を感じたりしないでください！

専門家の私でさえ，子どもの足がこんなに「傾いて」立つことができ，それが発達の過程で，自然にまっすぐになっていくことに毎回驚かされます。ある簡単なテストを紹介します。お子さんが裸足であなたの前に後ろ向きに立ちます。その時，かかとは恐らくかなり内側に倒れるでしょう。それが，つま先立ちをすると，かかとは反対方向へ力強く曲がります。これが，健康な子どもの足の典型的な例なのです。すべて全くノーマルであることがわかります。

(Dr. クリスチャン・クライン。整形外科医。「子どもの足とこども靴」研究プロジェクトチーム会員)

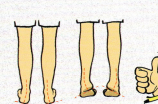

まずかかとは内側に傾き（左），つま先立ちをすると，外側へ回りながら傾きます（回外）（右）。すばらしいですね！

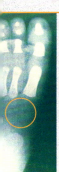

レントゲン写真　乳児
暗いところ：軟骨。軟骨はこれから骨化していく。

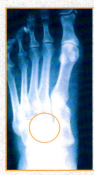

レントゲン写真　成人
白いところ：骨

- 子どもの足は，大人の足よりもずっと柔軟で，動きやすくできています。なぜなら子どもの足の骨は，まだ骨が固まっておらず，全身の成長とともにゆっくりと発達するからです。だから，短すぎる靴でも足をうまく「合わせ」てしまうのです…。

- 子どもの足は，靴が短すぎるのか，あるいは圧迫されているのかなどを，正確に感じる力が備わっていません。なぜなら，神経系がこれから発達し，足の感覚も徐々に発達するからです。このことは，私が子どもの足の測定と観察を行った時の記録にも残っています。子どもたちにとって，5サイズも短い靴を履くことは何の問題もないようでした。さらに，左右間違えて靴を履くことすら，全く気にならない様子だったのです。

神経系が発達しきっていない段階では，左右逆に履いた靴にも気づかないほど感覚が未分化なのです！

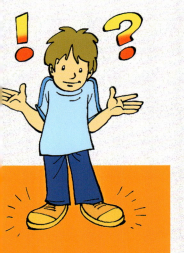

- 子どもの足は驚くほど速いスピードで成長します。3～6歳の間は，少なくとも1か月に平均1ミリ足は長くなります！新しい靴を買ったのに，すぐにまた小さくなってしまうことがないよう，十分なゆとりをプラスして選ぶようにしましょう。その寸法は，最低12ミリ，最大で17ミリまでです。そうすれば5か月程度は履けるでしょう。

子どもの足が望んでいること

　小さな足と足趾は，裸足でたくさん動きまわることで，その子に合った動きを繰り返し，鍛えられます。そのことが，その子の足にとって必要な発達をうながし，望ましい成長をもたらします。

　つまり，裸足で走りまわることは，子どもの足にとって最良のことなのです。立ったり，歩いたり，飛んだり，跳ねたり，走ったりする際に，筋肉は変化に適応しながら訓練され，鍛えられます。そして強い足の筋肉をつけることが，健康で抵抗力のある子どもの必須条件だといえます。

知識

地面とのかかわり

　健康な足に育つために，子どもたちは砂や芝生のような柔らかい自然の地面の上を，裸足で歩くべきであると言われます。しかし，例外として，石がごろごろとした路面をたくさん歩いている民族を観察してみましょう。彼らの足は，すばらしく鍛えられた形をしていることがわかります。すなわち，路面の硬さが重要なのではなく，表面の凹凸が関係しているのかもしれません。路面が変化に富めば富むほど，また困難であればあるほど（平らでなかったり，ぐらぐらしていたりなど），神経系と筋肉にとっては，多様なよい刺激になるのでしょう。

専門家からのアドバイス

何も考えず裸足で

　我々の研究プロジェクトの中で，裸足で歩くことについてのイメージを保護者に尋ねてみました。すると最も多かったのは，水虫になることと風邪を引くことへの不安でした。

　水虫の菌が増殖するには，湿った環境が必要です。裸足で歩いてもそうはなりません。逆に，室内履きを履きっぱなしにしているお子さんは，足が温まりすぎて，湿っぽくなってしまうことが考えられます。

もの足のためのお話

　また我々の経験上からも，裸足で歩いたときに風邪を引くリスクは高くないといえます。とはいえ，もちろん子どもたちが元気に動きまわっていて，床が普通の温度であればということが前提です。ですので，お子さんには，できるかぎり頻繁に，裸足で歩くことを楽しませてあげてください。
（ウィーン医大環境衛生学研究所・教授 Dr. エリザベス・グロルークナップ氏）

外の天気が良くないときには，家の中に冒険いっぱいの遊び場をつくってしまいましょう

　ちょっとした物語を想像し，その中に入り込んでみることは，とても楽しいものです。同時に子どもの足の訓練にもなり，足を鍛えてもくれます。

　むかしむかし…「悪物」のシューベルト（彼のために肘掛け椅子，ケープ，靴，帽子を用意します。）は Fluppis（子どもたち）から魔法の毛布を盗み出して，今はぐっすり眠りこんでいます。もちろん Fluppis はその魔法の毛布を取り返そうとしますが，まずは，いくつかのテストに合格しなければなりません。

- 魔法のビーズを集めること：両足の趾を使ってビー玉をお皿に入れる。
- バランスを取りながら峡谷をわたること：ほうきの柄，ロープ，木の棒を使って。
- 大きな「石」をのぼること。
- 川を渡ること：鍋を使って。
- 眠っているシューベルトの下に敷いた布を，足趾でひっぱる。

　これが簡単すぎる人には，いくつかバリエーションを組み込むこともできます。たとえば横向き歩きや，後ろ向き歩き，目隠しをするなど…。

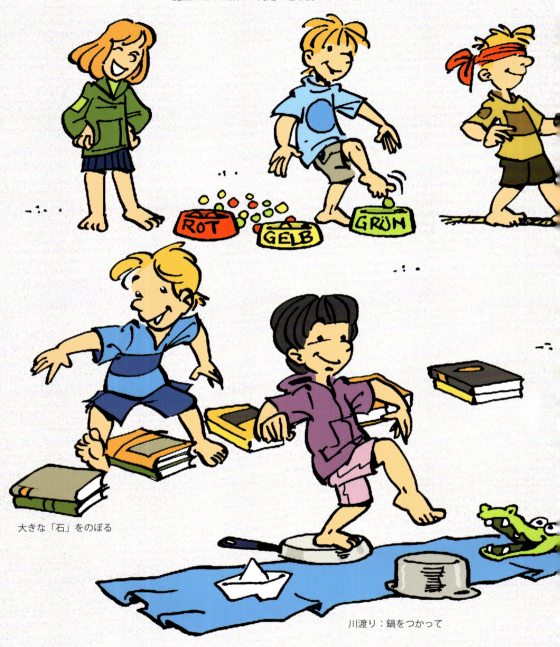

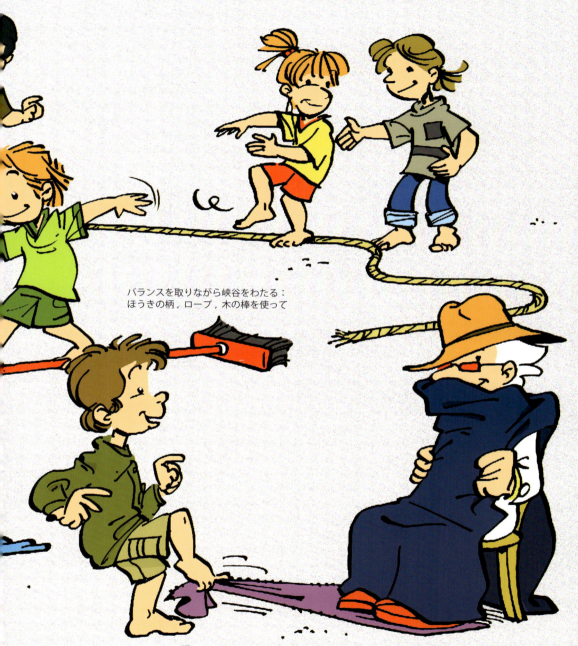

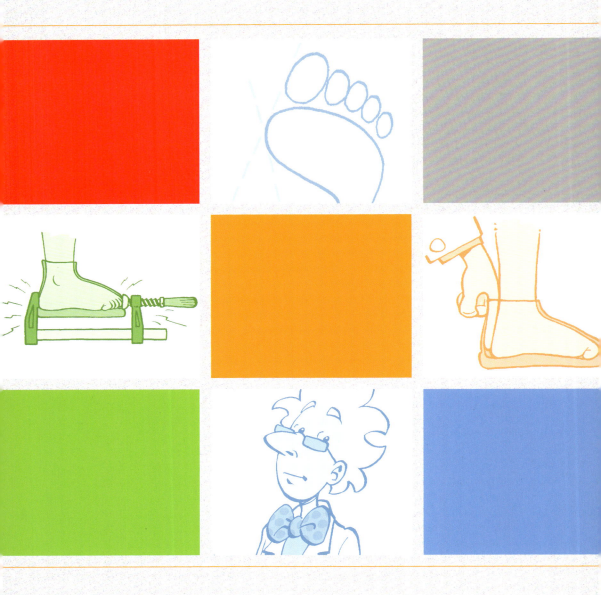

3 子ども靴の中の子どもの足

まずはよくないお知らせです…
- 最初の足型に関する先行研究から50年が経ちましたが，半数以上の子どもたちは短すぎる靴を履いていました。
- 短すぎる子ども靴は子どもの足に悪影響を与えるでしょう。
- これらのことについて，保護者にあまり情報が与えられていませんでした。また，子ども靴の製造メーカーは，不正確な靴の内寸で靴をつくったり，靴店では足のサイズはたいてい計るものの，靴のサイズ測定をしているところは，ほとんどないのが現状です。

そして，よいお知らせです…
- 状況が良くなる可能性はあります。

知識

人は健康な足で生まれ，そのまま行けば大人になっても健康な足であるはずなのに

　世界中の子どもたちの 98％が，健康な足でこの世に生まれてきます。しかし，大人になると 40％が足のトラブルを抱え，そのうちの約 12％が手術を受けなければなりません。オーストリアでの外反母趾の手術件数の割合は年々増えています。

何が子どもの足に影響するのか？

　昔は主に，病気や栄養不良などが，子どもの足のトラブルの原因だと考えられていました。一方，今日では，「合わない子ども靴」が，その大きな原因だと考えられています。そのため，こうして取り上げているのです。

外反母趾

　おやゆび（Hallux）が足の中央（valgus）に向かって常に曲がり続けていたら，それは外反母趾です。屈曲した角度を測定し，痛みの程度によって処置が取られます。おやゆびが傾く原因には，遺伝的要素，そして，長さ寸法が足りない靴，幅が狭すぎる靴があげられます。

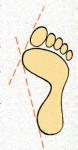

驚くべきこと

- 過去 50 年間に行われた子ども靴の足型研究すべてにおいて，少なくとも，約半数の子どもが短すぎる靴を履いていました。
- しかしその後，世界中を見渡しても，この状況を効果的に改善する研究や取り組みは行われていません。だから，今日に至ってもまだ大部分の子どもが短すぎる靴を履いているのです。

＊ 2005 年 5 月，オーストリアの健康・女性省とオーストリア健康基金が，「子どもの足とこども靴」研究チームの，プロジェクトを支援しました。

なぜ子どもたちの多くは短すぎる靴を履いてしまうのか

- 「子どもの足と子ども靴」に関する，消費者向けの情報というものがほとんど存在しません。
- 子どもの足がいかに速く成長するか（3～6歳時では，ひと月約1ミリ大きくなる），そして，かなり短い靴であっても（5サイズ短い場合も！），違和感なく履いてしまえることは，ほとんど知られていません。
- 子ども靴が子どもの足よりも最低12ミリ～最大17ミリ大きくなくてはならないことも，あまり知られていません。
- 子ども靴のサイズを確かめてみると，サイズ表示よりも実寸法の方が短いものが多いことがわかっています。
- 靴を購入する時，靴の外側の長さを計ることはあっても，靴の内側の寸法は確認されません。
- 少し前までは，足の長さと，靴の内側寸法をミリ単位で正確に計ることができる，ハンディサイズの測定器はありませんでした。（42ページ参照）

見かけは立派な子ども靴

631足の使用済み子ども靴を調査したところ，靴の表示サイズと内側寸法が一致していたのは，たった19足（！）でした。この19足をくわしくみると，メーカーや価格帯はバラバラでした。しかも，一致しなかった靴の4％が表示よりも長く，93％が表示より短かったのです。つまり，正しい子ども靴を手に入れることができる確率は，わずか3％にすぎませんでした。

さらに室内履きについて調べると，677足のうち，表示と内側寸法が一致したのはたった7足だけでした。

知識

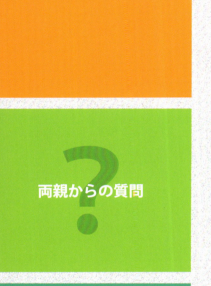

両親からの質問

知識

何のために子ども靴は必要なのか

　靴と靴下は，子どもの足を，けがや汚れ，極端な気温の変化から守ってくれます。また，子どもたちは靴を履いていなくても，足をバタつかせたり，這ったり，立ったり，歩いたりすることを学びます。靴が子どもの成長には欠かせないという宣伝や広告を目にすることがありますが（※キンツ氏は靴を履かせることには批判的な立場を取っている），実際はどうなのでしょう。

うちの子には，いつファーストシューズを与えれば良いでしょうか

　ファーストシューズを履かせるには，ゆっくり時間をかけてください！小さな足がよちよち歩きを始めたからというだけでは，靴を調達する理由にはなりません。小さな足の発達にとって一番よいのは，靴を履かずに裸足で歩かせることです。

うちの子には，歩行を身につけさせるための靴が必要なのでしょうか

　かかとが低いとか高いとか，支えがしっかりしているとか，成長をサポートするとか，「何をする時もこの靴を履かせましょう」などといったすべてのセールストークは忘れてください。歩くことを覚える上で，子どもたちは靴を必要としません。

靴のサイズ

　世界中を見渡すと，およそ4つの靴のサイズシステムがあります。ヨーロッパの多くの国では，「Pariser Stich(パリ・シュティッヒ)」が使われます。パリ・シュティッヒでは，1サイズ（EU）が2/3センチ，すなわち6.67ミリです。私の調査結果によると，靴のサイズ表示が30とあっても，内側を測ると正確に200ミリであることは少ないのが現状です。

サイズ表：
うであるべきでしょう

靴サイズ（EU）パリ・シュティッヒ	靴実測値 内側サイズ mm
20	133.3
21	140.0
22	146.6
23	153.3
24	160.0
25	166.6
26	173.3
27	180.0
28	186.6
29	193.3
30	200.0
31	206.6
32	213.3
33	220.0
34	226.6
35	233.3
36	240.0
37	**246.6**
38	253.3
39	260.0
40	266.6

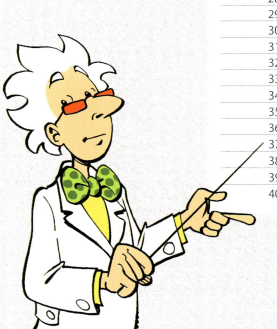

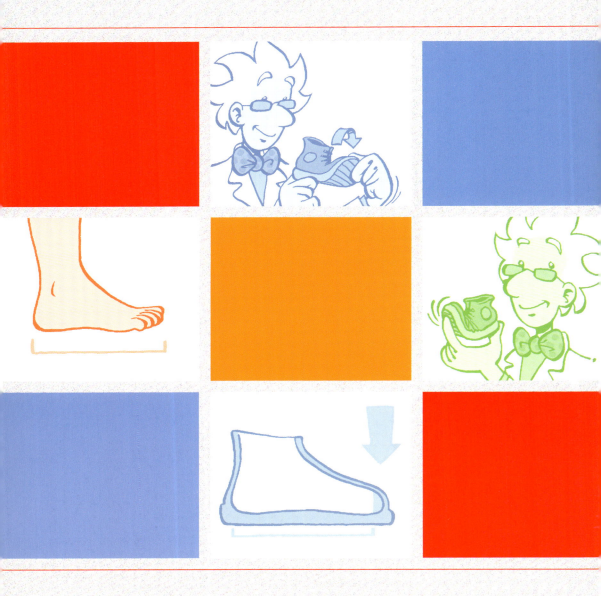

4

子ども靴のチェック

ここでは次のことに触れます

- 子ども靴に関する動作を学び練習すること
- 素材選びに関するおすすめ
- 積極的な要素のあるインソール（使用するかしないか）
- 実際の足型（パスフォルム）テスト

こども靴のテスト　　靴：　☑可動性　　☐材質　　☐内側の生地　　☐中敷き

困難を伴う
足のパートナー探し

足と靴をぴったり
合わせようとするのは
とても難しいということ

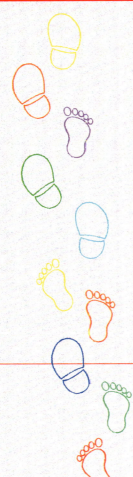

両足と一足の靴は2組の困難なパートナー

　人間の右足と左足の長さがたいてい異なっていることはさておき，足を測定する時間帯や足への負荷のかかり方によって，足のサイズが変わることを知っていますか。これは，簡単な問題ではありません。なぜなら，朝も夕も，座っている時も，立っている時も，歩く時も，走る時も足に合う靴を探す必要があるからです。新しく買った子ども靴が，2か月経ってもきゅうくつになっていなければよいですよね。

　靴は子どもの足を守ってくれますが，裸足に比べると動きが少し制限されます。これをできる限り少なくするために，いくつか注意すべきことがあります。合わない靴とは，長さが短すぎたり，幅が狭すぎたり，足趾ゾーン（トゥボックス）が低すぎたり，プロポーションがアンバランスだったり，トゥスプリングがなかったり，逆に大きすぎたり。もちろん，長さが長すぎることもあり得ます。あるいは素材が適していない，または硬すぎることもあるかもしれません。これらの問題を見極める上で，保護者が自分で試せる優れたテストがあります。これ以外に関しては，自分でテストすることは難しく，専門の実験室でしか検査ができません。

　足型調査の際，忘れられがちなことがあります。それは，靴と足の両方が測定されなければならないということです。靴の中での測定に関しては，長さの測定は何とか可能なのですが，幅や足趾ゾーンの高さ（トゥボックス）の測定には，簡単で本当に信頼できる方法はいまだに開発されていません。

　次のページで，子ども靴と，足型の最も重要なポイントを見極める方法をお見せしましょう。

4-1　子ども靴

知識

可動性（柔軟性）

　靴は足に合わせて選ばれなければなりません。足を靴に合わせるのではありません。子どもの足は柔軟で，可動性に富んでいます。子どもの足が快適で，できるだけ制限を受けずに動かせること。そして，靴自体も足のあらゆる動きに追随できなければなりません。そして，大人靴のミニチュアのような「かわいらしい！」靴であっても，可動性を軽視してはなりません。子ども靴に関しては，特に見た目の価値は2番目なのです。

　また，これらの動きは，子どもの足の力を考えると，軽く押しただけでできなければなりません。

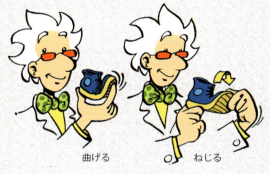

曲げる　　ねじる

子ども靴はこのように可動性（柔軟性）がなければなりません

先をいっていた旧東ドイツ

　旧東ドイツでは，健康のために必要な機能のひとつとして「靴底（アウトソール）の柔軟性」を重要視していました。子ども靴の靴底の屈曲性を特別な検査機で測定しており，可動性が乏しい製品は，販売対象から外されていました。当時（1960年のことです！）は，このような品質を保つ努力がされていたのです。今日でも必要なことであるはずですよね…。

こども靴のテスト　　靴：　☑可動性　　☑材質　　☐内側の生地　　☐中敷き

素材

　子ども靴の素材は，何からできていても構いません。（たとえば革であろうと，人工的な材料であろうと）：子どもの足はとても柔軟で，ちょうど良い体温に保たれ，さらっと乾いているべきです。そのためには，次のようなものがおすすめです。
- ソフトでしなやかなもの
- 内側の素材：湿気を吸収しやすく，また湿気が内部にこもらないもの
- 外側の素材：湿気を放出するもの

　上記の条件を満たし，推奨できる靴素材の一覧があれば，もちろん便利なのでしょうが，残念ながら，様々な事情でそうはいかないのです。

■これならどんな条件でも大丈夫，という素材（100% OK なもの）は，ほとんどありません。たとえば，ゴム長靴はポリ塩化ビニール（PVC）または，天然ゴムから製造することができます。PVC は高い毒性を持つ原料でできており，ゴミ処理にもいくらか問題があると批判されています。そのため，アパレル分野の製造者や販売者は，PVC を取り扱わなくなっています。それに対し，天然ゴムは，再生原料（ゴムの木）です。原産国は主にマレーシア，中国の一部であり，そこには世界的な需要を理由に，広大な土地に単式栽培（自然な混合植生を排除した方法）が行われており，化学殺虫剤が使用されています。また，長距離輸送のため，保存料が添加されていたりします。

■靴の品質表示の中で，製造者は，どんな材料（天然革、コーティングされた（加工された）天然革，テキスタイル，その他）が，アッパー，アウトソール，内側に使われたのか，表示しなければなりません。しかし，義務付けられているのはおおまかな材料表示だけで，「その他の材料」を表示する必要はないのです。さらに，革が，たとえ

 アッパー

 内側の革

 アウトソール

 天然革

 コーティングされた（加工された）天然革

 テキスタイル（天然、人工・合成）

そのほかの材料

靴の品質表示

ば PUR（ポリウレタン），あるいは PVC（ポリ塩化ビニール）でコーティングされているのか，詳しく知ることはできないのが現状です。たとえば，革についてみると，外側が 0.15 ミリの人工材料でコーティングされた革でも，革と表示しても良いことになっています。つまり，コーティングされることで，革の通気性（水分の吸放出性）は低下します。湿気は，内側に吸収されますが，その後，外へ放出できなくなります。つまり，消費者は実際に靴を買い，履いてみるまで革靴に期待した履き心地が得られるかどうかを確かめられないのです。

　靴の表示は大まかなものだと述べました。靴の通気性（水分の吸放出性）の法則性として言えることは，靴の防水性が高ければ高いほど，子どもの足は，靴の中でより多量の汗をかくこと。また，防水性のある靴に使われる，新素材の繊維には，「外からの水分は通さずに内部の蒸気を放出し，呼吸するもの」が開発されています。つまり高機能な新素材を採り入れるとよいでしょう。

　防水性のある靴は，必要な時だけ使用するのがよいでしょう。また大人の靴に比べて，子ども靴には，その小ささによる「通気性の短所」があります。蒸気（湿気）を外に放出するための空隙がかなり狭いということに注意すべきです。

通気性のランクリスト
1. テキスタイル（たとえば麻のような天然繊維：たとえばナイロン（Polyamid）などの化学繊維）
2. 革（ただし，コーティングされていないものに限る）
3. 通気性のある皮膜がついた，防水性のある靴（たとえば、名前の末尾に〜テックスとついた靴）
4. ゴム長靴

こども靴のテスト　　靴：　☑可動性　　☑材質　　☑内側の生地　　☐中敷き

情報不足

子どもの人権を守り・健康で安全な靴を買うことが困難な現状があります。

　子どもの労働条件や労働に対し適正な賃金（報酬）が支払われているかといった情報は，現在ほとんど目にすることができません。個々の市民運動家は努力していますが，国際基準としてはまだ整備されていません。

　今の時点で明らかに欠けているのは，次の事柄です。

- 我々がアパレル分野ですでに利用している，素材表示。（たとえば，65％コットン，35％ナイロン）
- 環境や健康に関する情報（たとえば，使用されている材料の含有物）Inhaltsstoffe ＝含有物
- 社会的側面（たとえば，労働条件）
- 履き心地に関する情報（靴内の通気性や温度変化）

　含有物については，表示ラベルにある説明が助けになるでしょう。（それ以上のことは，37ページ参照）

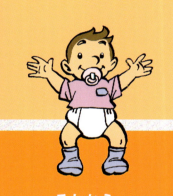

それから，「靴下」について

　ウールやコットンといった天然繊維の靴下は，繊維の中に湿気を取り込んで，水分を吸えるだけ吸い，溜め込んでしまう短所があります。そのため，足の表面は濡れた膜に覆われた状態になります。その上，乾くのにはとても時間がかかってしまいます。それに対し，合成繊維は内部に湿気をほとんど取り込むことなく，外へ放出します。そのため，靴下と足が接する面は乾いて感じられ，湿った編地の外側はすばやく乾きます。ゴム長靴の中では，こうはいきません。

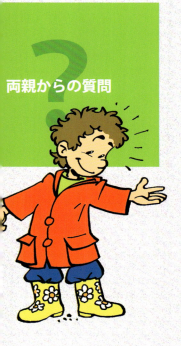

両親からの質問

幼稚園でゴム長靴が必要なのですが、何かアドバイスをいただけますか。

　もちろん，ゴム長靴もサイズが合っていなくてはならない（少なくとも 12 ミリ，最大 17 ミリのゆとり）ことは別として，エコの点から，天然ゴム（原材料がゴムの木の樹液）でできたものをおすすめします。ポリ塩化ビニール（PVC）（原材料が石油）でできたゴム長靴であれば，鮮やかな色合いや柄が楽しめたり，天然ゴム素材より軽かったり，柔らかかったりします。しかし，高い毒性がある原料が使用されていたり，ごみ処理の面で問題があります。

含有物

　皮をなめしたり，靴を製造する際に，数多くの化学薬品が使用されます。エコテスト（www.oekotest.de）が，1996 年と 1999 年に子ども靴の有害物質の含有量を検査しました。すると，すべてのメーカーで毒性のある物質が見つかりました。該当する製品を調べてみると，安いかどうかとは無関係でした。特に注意すべきなのは，汗がこれらの有害物質を融け出させ，アレルギーやがんを誘発する物質として，からだに取り込まれる恐れがあるという点です。

靴下は保護の役目を果たせるのか？

　このことから，子どもが靴を履く時には，含有物からの悪い影響をさえぎり，足を守るために靴下をはくべきです。もちろん，子どものための靴は「保護ソックス」を着用しなくても履ける安全な製品であるべきですし，熱心で注意深い保護者や消費者保護に携わる方々が，それを実現させるべきでしょう。

　子ども靴の材質テストには大変手間がかかるため，メーカー側は含有物の詳細な情報を子ども靴に表示していません。そのため販売

こども靴のテスト　　靴：　☑可動性　　☑材質　　☑内側の生地　　☑中敷き

員は含有物に関する正しい説明ができないのです。我々がすすめるのは，信頼できる既製のテスト表示の付いている製品〈TÜV や SG（有害物テスト済み），EU 環境マーク（靴）〉を判断の基準にするという方法です。

中敷き

　子どもの足には，中敷きによる支えは必要ありません。子ども靴メーカーの多くが，中敷きにわくわくするようなお山をつけたり，土踏まずの支えや，クッション性をつけるなど，よい成長のために必要であるかのような宣伝をしています。しかし，健康な子どもの足は，人工的に支えられたり，方向を決められたりせず，自由に動けるようにするのが一番なのです。

　中敷きの表面を指でなぞってみてください。もし，山や谷のような凹凸を感じるようなら，その靴はやめておいた方がよいでしょう。一般的な足のお子さんに言えることは，中敷きの凹凸が強くなければ強くないほど，足にとって望ましい中敷きだといえます。

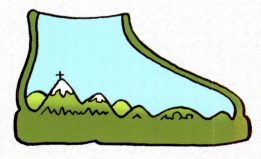

中敷きに，山や谷？　子どもの足にそんなものは必要ありません！

4-2 子どもの足型（パスフォルム）

アドバイス

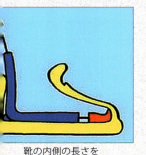

靴の内側の長さを
いつも計って確かめること

長さ

子どもの足先に十分なゆとりをもたせるために，子ども靴は，内側が少なくとも12ミリ，最大17ミリ，足より長くあるべきです。そのためには，足の長さと靴の内側の長さを測定しなければなりません。

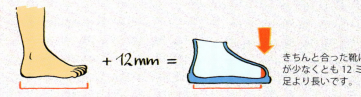

きちんと合った靴は内側が少なくとも12ミリ，足より長いです。

短い方より長い方を優先させて

足を計測する際には，長い足の方を優先してください。短い方の足は，サイズの大きな靴を履くことになるかもしれませんが，それが原則であり，よりよい方法なのです。

靴店において

靴店では，測定器でお子さんの足の長さを計ります。その際，販売員は目盛をみて，適合サイズ（たいてい足の長さに12ミリ足したサイズ）を勧めるのが通常ですが，それでは成長のためのゆとりが足りません。少なくとも足より17ミリ大きいものを選ぶべきでしょう。（3～6歳児の）子どもの足長は1か月に1ミリ成長します。ですので，その靴は約5か月間は履ける計算になります。

足長の計測器にはたくさんの種類があるので，何ミリのゆとりを計算に入れているのか，販売員に聞くことをお勧めします。子ども靴の内側の長さは，サイズ表示より小さいことがほとんどなので，販売員に靴を必ず計ってもらい，確認する必要があります。

こども靴のテスト　　足型：　☑長さ　　□幅　　□足指ゾーンの高さ（トゥボックス）

アドバイス

どれぐらいの頻度で足をチェックすべきでしょうか？

　新しく買った靴に，初めは17ミリのゆとりがあると仮定すると，子どもの年齢ごとに，次の間隔で足型（サイズ）が合っているかチェックをすべきでしょう。

年齢	おすすめするチェック間隔
1－3歳	3か月ごと
3－6歳	4か月ごと
6－10歳	5か月ごと

自分でやってみましょう

おやゆびでチェック

　柔らかい靴の場合，おやゆびを使えば，だいたい靴が足に合っているかどうか，確かめることができます。立った姿勢（足は長くなります。）で，しかも靴を履いた状態では，最も長い足趾（母趾とは限りません。）と靴の先端の間に足趾が収まっているかどうかをチェックします。

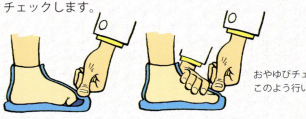

おやゆびチェックはこのよう行います。

アドバイス

両手を使うこと

　子どもたちは，足趾を押されることを嫌がりますから，おやゆびチェックをすると，反射的に足趾を引っ込めて縮めます。すると，靴にまだゆとりがあるかのように勘違いしてしまうので，もう一方の手のひらを軽く足趾の上に当てて触れていれば，おやゆびチェックの時に足趾が曲がってしまっていないか，気づくことができます。

40

両親からの質問

子どもにお古の靴を履かせても良いでしょうか？

　もちろんです。725人の保護者へのアンケートでも，約50％がそうしていました。歩きはじめの頃は，靴が小さくなるまで，ほんの数か月しか履きません。ですから，上のお子さんの靴をお下がりにするのにうってつけです。我々は，この方法を，環境面（資源の節約）と経済面（お金の節約）から，とても意義のあることだと考えています。ただし，靴のサイズが足に合っており，靴底がすり減ったり傾いたりしていないことが大前提です。これに関しては，このようにチェックするのが一番よいでしょう。

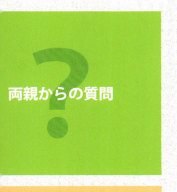

お古の靴は"傾いて"いませんか？
そうであれば，処分してください。

型紙

　小さな足が靴の中で十分なゆとりをもっていることを確かめるのに，便利な方法があります。
- 裸足で，または足にぴったり合った靴下を履いて，しっかりとした厚紙の上に子どもを立たせます。
- ペンで両足の輪郭をなぞります。
- 両足それぞれの一番長い指の先端に12ミリを付け足した位置にマーキングします。（ないしは，新しい靴の場合は，17ミリ）
- マークと足の輪郭の先端を結び，足の型紙を作って切り取ります。
- 型紙を靴の中に入れてみます。型紙が靴に合っていれば，その靴の長さは十分だと言えます。

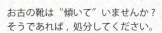

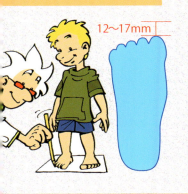

こども靴のテスト　　足型：　☑長さ　　□幅　　□足指ゾーンの高さ（トゥボックス）

アドバイス

中敷き
　靴の中敷きが取り外しのできるタイプの場合，次のような足型チェックもできます。
- 中敷きを靴から取り出します。
- 裸足で，またはぴったりと合った靴下を履いて，かかとを基準として中敷きの上に子どもを立たせます。
- 防水性のあるペンで，両足それぞれの一番長い指の先端の位置を確かめて中敷きにマーキングします。
- マーキングの位置と中敷きの先端との差を計ります。その結果，少なくとも12ミリから最大17ミリのゆとりがあれば，その靴は合っていると言えます。

長さ（サイズ）のチェック
　これまでの調査によると，靴の中敷きは，靴の内側サイズよりも短い場合があるので，まず初めに，靴の中で中敷きの前に隙間ができていないかどうか，チェックをしてみてください。。

プラス12
　オーストリアの研究プロジェクトで得られた結果と，保護者が子どもの足に合った靴サイズを簡単に自分でチェックできる方法がないという問題点をヒントに新しく開発された測定器が，「プラス12」です。
　「プラス12」の最大のポイントは，これを使って足の測定をすれば，最低限のゆとりである12ミリが自動的に組み込まれた適正な靴サイズが，一目でわかる点です。

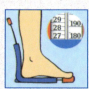

次のような手順で使います
- 足の値：裸足またはぴったり合った靴下を履いた状態で，両方の子どもの足を順番に測定します。この時，ミリ単位で読み取ります。（＝足の長さには12ミリのゆとりが含まれています。）
- 靴の値：プラス12を靴の中に差し込み，靴の先端に器具の先端が当たるまで動かします。その後，ミリ単位で読み取ります。（＝靴の内側の正確な長さが計れます。）
- 結果：両方の値が一致すれば，靴はピッタリ合っていると言えます。

例）
足の値：180ミリ（＝足の長さ168＋12ミリのゆとり）
靴の値：180ミリ

新しい靴には17ミリのゆとりを

　新しい靴を選ぶ時には，数か月間は履けるように，17ミリのゆとりを加えることをおすすめします。プラス12を使えば，17ミリゆとりがある靴かどうかが簡単にわかります。この時，靴の値は足の値より5ミリ長くあるべきでしょう。

例）
足の値：180ミリ（＝足の長さ168＋12ミリのゆとり）
靴の値：185ミリ

保護者はどのように足を測定しているか

　726人の保護者に，誰が，どのような方法で，子ども靴の足サイズチェックを行っているかアンケートを行いました。その結果，90％が，自分で測定していると答えました。（靴店でチェックしてもらう人は8.5％だけでした。）また，524人が，足の測定方法を知っていると回答しました。

アドバイス

知識

こども靴のテスト　　足型： 長さ　幅　☑足指ゾーンの高さ（トゥボックス）

　次の3つは最も多く行われている方法ですが，これがうまくいかないケースについて説明します。

子どもに尋ねる
　なぜ，この方法がうまくいかないかというと，子どもの神経系は発展途上にあるからです。ひとつ気を付けておかなければならないのが，子どもたちは大体において日常的に短すぎる靴を履いているので，その感覚に慣れてしまっていて，短い靴なのに「合っている」と勘違いしてしまうのです。

かかと周りのゆとり
　子どものかかとと，靴のかかと周り（月芯）の間に，指一本分のスペースがあるかどうかチェックする方法があります。この方法では，足趾を縮めて，後ろにスペースを作ってしまいます。そうすると，その隙間だけを見て，靴が合っているかのように誤った判断をしてしまうのです。

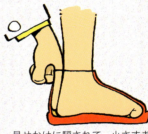
見せかけに騙されて，小さすぎる靴を見過ごしてしまいます。

靴のアウトソール
　長さを比較するために，靴のアウトソール（靴の外裏側）を子どもの足裏に合わせてみます。しかし靴の足型（サイズ）に関しては，内部の長さも認識しておかなければなりません。靴の外側の長さから内部の長さを推し量ることはできないので，この方法では，必要な情報を得ることができません。

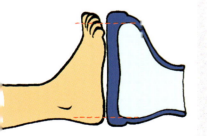

幅

　子ども靴にも，流行があり，小さくて，かわいらしいほど魅力的に映るでしょう。たいてい子ども靴のつま先は，かわいらしさを考えてつくられています。しかし，子どもの足趾は柔軟で，あらゆる方向の圧迫を受けやすい特性があります。先が尖っている靴や，トゥボックスが低すぎる靴や，長さが短すぎる靴などは，足趾を圧迫するため，快適と感じることは，難しいでしょう。

　適切な足幅・足囲のチェックのために，多くの実験を行いましたが，満足のいく結果を得ることはできませんでした。今後の課題として，測定方法の確立を急ぐ必要があるでしょう。なぜなら，個々の靴メーカーが，異なる足囲の子ども靴を同じサイズと表示しています。また，さまざまな足囲の子ども靴を作る時，幅を変えずに高さを変えることで，足囲のバリエーションがあるように見せていました。これでは，多くの子ども達の足に対応させることはできないでしょう。さらに，これまでの経験から考えると，多くの店では平均的な幅のものしか売られていないことがわかります。

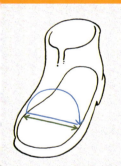

幅（緑色）と靴の足囲（青色）

足趾ゾーン（トゥボックス）の高さ

　子どもの足趾の高さと靴のトゥボックスの高さを，手早く簡単に計測できる，満足のいく方法は，今のところ確立されていません。3〜6歳の子どもの足趾の高さを分析すると，平均で約16.5ミリであることが分かりました。この年齢くらいまでは，大人が親指を靴のつま先にあてて高さが合っていることが確かめられれば，子どもの足趾にも十分な高さのゆとりがあると考えることができます。

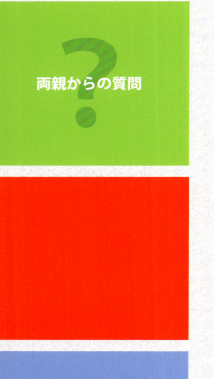

両親からの質問

3歳の息子が間もなく幼稚園に通い始めます。室内履きを買うべきでしょうか？

　我々がお勧めしたいのは，室内履きでも靴下でもなく，裸足です。可能な限り裸足で過ごさせてあげて下さい。もちろん，温度環境がちょうどよい場合です。もし，それが無理な場合，滑り止め付き靴下を強くお勧めします。その理由は次の通りです。

- 靴下と足の適合状態は，室内履きよりも簡単にチェックできます。靴下の足長が短すぎて足趾が強く圧迫されていないか，靴下の足幅がきつくて足趾が押し込められていないかどうかが，一目で分かります。
- たいていの室内履きは，着用時の衛生条件（温度と湿度）が不十分です。子どもたちはそのような環境で長い時間を過ごし，足が温かくなりすぎたり，湿っぽくなりすぎたりしてしまいます。
- 滑り止めつき靴下は，洗濯がしやすい点が優れています。室内履きは，長期間洗わなくても保護者はあまり気にしませんが，洗濯はすべきです。週末に靴下を家へ持ち帰って洗濯をしましょう。

もっとも，ひとつ気にかけておくべきことがあります。
　2002年，エコテスト（www.oekotest.de）が，21足の子ども用滑り止めつき靴下を検査しました。すると，そのうちの19足（！）の布地や滑り止め加工の中に，健康に害のある物質が発見されました。

おすすめ
　滑り止め加工は，天然ゴムまたはシリコンが使用されるべきで，PVC（たとえばプラスチゾル）はよくないでしょう。また，靴下は初めて使う前に，必ず洗濯するべきです。

知識

靴下－軽く見られがちなもの

　靴下も，きちんと合っているべきですが，忘れられがちです。子どもたちは，靴よりも靴下をはいて過ごす時間の方が長いことを忘れてはいけません。靴下のように柔軟なものが，足の形に影響を与えるはずがないと思い込んでいる人は，次の2枚の写真をよく観察してみてください。

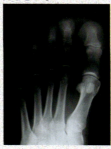
靴下が合っていれば，このように見えます。

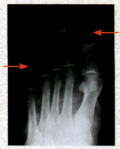
靴下の長さが短すぎたり，幅がきつすぎたりすると，このように見えます。

両親からの質問

高価な靴は安価な靴よりも，やはり良いのでしょうか？

　2つの調査の結果から，全くそのようなことはないといえます。
- エコテストが健康に害のある物質に関して，多くの子ども靴の素材を分析しました。その結果，高価な靴のメーカーの製品にも，安価な靴のメーカーの製品にも，問題点が見つかりました。
- オーストリアで，631足の子ども靴を調査した際，内側の長さが表示通りだったのはたった19足（！）だけでした。また，587足は表示よりも短かったのです。そしてその傾向は，メーカーや価格帯とは関係ありませんでした。室内履きの結果はさらに衝撃的なものでした。677足のうち，正しく表示されていたのはたった7足だけだったのです。

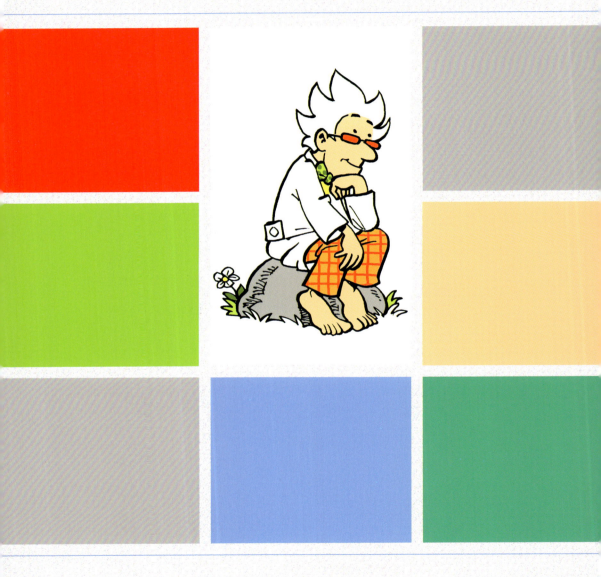

5 考えましょう

　もし我々の子どもたちの約98％が健康な足で生まれてくるとすれば，大人になっても健康な足であり続けることが，最も望ましいことでしょう。

　しかし，そのことに関する責任は，我々，大人にあるのです。子どもの足は その骨，靭帯，筋肉がしっかりし，柔軟性を備え，成長が完了するまで，長い歳月が必要です。歩き始めからの最初の数年間，我々が子どもたちの足に気を配ってあげればあげるほど，将来に向けて，よりよい足に整えられていくのです。

　我々にとって，歩いたり，走ったり，飛び跳ねたりすることは，当たり前の活動であり，それらは我々の足が「健康であること」が前提です。

　あなた方のお子さんにも，この当たり前の活動をする機会をたくさん与えてあげてください。そしてその前に，必ず足に合った靴と靴下を与えてあげてください。

アドバイス	**靴は午後になってから買いましょう** （足は1日の中で「大きく」なります。）	**裸足で歩くことは子どもの足にとって一番よいことです。**
足を測定するときは長い方の足を基準にしましょう。	**お古の靴は履いてもいいの？もちろん！**	**足に合った靴は、少なくとも12ミリ，最大17ミリ足より長いものです。**
	常に足のサイズと靴の内側の長さを計り比べましょう	

6 付録： 子ども靴のチェック一覧

靴
- 可動性：曲げたりねじったり（33 ページ）
- 素材：通気性のランクリスト：
  テキスタイル，革，ーテックスーマテリアル，ゴム長靴（35 ページ）
- 含有物：テストレベルに関する目安：
  TÜV, SG, ヨーロッパの環境表示（37 ページ）
- 中敷き：フットベット(中敷き)は必要ありません（38 ページ）

足型
- 長さ：足と靴の内側の長さを測定する：
  おやゆびチェック，型紙，中敷き，プラス 12（40 〜 43 ページ）
- 幅：今のところ，足と靴を簡単にチェックする方法はありません。（45 ページ）
- トゥボックスの高さ：靴のつま先部の空間（45 ページ）

研究プロジェクト「子どもの足とこども靴」に関する展望

　2001年3月，オーストリア連邦省が「子どもの足とこども靴」をテーマとした研究調査の委託をしました。その際，次のことが問題提起されました。
- オーストリアの子どもたちは，足に合った靴を履いているのか？
- 短すぎる靴は子どもたちの足にどのような影響を与えるのか？
- 「子どもの足とこども靴」について，保護者は何を知っているのか，どんなイメージを持っているのか，どのような行動をとっているのか？

この研究チームは，ウィーン医大の4つの研究所と何人かのフリーの共同者で構成されました。環境衛生研究所（教授 Dr. エリザベス・グロルークナップ氏），組織学胎生学研究所（教授 Dr. ガートルーデ・ハウザー氏），整形外科研究所（教授 Dr. マリア・スルーガ氏，Dr. マーチン・プファイファー氏，Dr. ヘルガ・ノスケ氏），解剖学研究所（教授 Dr. ウィルヘルム・ファーバス氏），そして Dr. カリン・ライフ氏，Dr. クリスチャン・クライン氏，Dr. ヴィーラント・キンツ氏です。

　858人の幼稚園児の足が調査され，約3500足の靴が計測され，726人の保護者のアンケート結果が使用されました。調査結果（P.7参照）は驚きをもたらしました。保護者が知識を深めたり，解決に向けての提案を喜んで受けとめるきっかけになった一方で，数多くの靴製造や靴販売に携わる人々が「これではいけない！何とかしなければ！」と危機感を感じるきっかけにもなったのです。そうこうする間に，興奮は幾らか静まり，問題改善のための共同作業が始められました。そして，子どもたちが足に合う靴を履くために必要な情報が広く拡散され，実践的な解決策に向けた目標が設定されました。

　そのための第一歩として，我々は保護者のために足型が簡単にチェックできる測定器を開発しました。それがプラス12です。取り組みは，まだ続きます。というのも，少し前に，調査プロジェクトを継続する認可が下りたのです（健康及び女性に関する連邦局，オーストリア健康基金）。問題が今や周知のものとなったあと，できる限りすべての子どもたちが，足に合った靴を履くようになるには，どのように保護者，子どもたち，教育者，一般社会に向けて情報を与え，啓発していくべきなのか。我々は現在も調査を継続していますし，まだまだ，なすべきことはたくさんあります……。

　もっと情報がほしい方は，ホームページをご覧ください。:www.kinderfuesse.com